Recetario de dieta mediterránea para principiantes

El nuevo recetario de dieta mediterránea

Índice de Contenidos

3

4

Introducción

La dieta mediterránea es una de las dietas más populares del mundo, diseñada para ayudarte a vivir más tiempo.

La dieta incluye muchas verduras, frutas, legumbres, cereales integrales y frutos secos. Se recomienda comer pescado al menos dos veces por semana y hacer ejercicio a diario.

El Libro de Preparación de Comidas de la Dieta Mediterránea tiene todas las recetas que necesitas para seguir esta dieta saludable de una manera más conveniente, ¡cocinando con antelación para que sea más cómodo en cualquier momento!

El Libro de Preparación de Comidas de la Dieta Mediterránea te proporcionará la clave para un estilo de vida más saludable.

El Libro de Preparación de Comidas de la Dieta Mediterránea te permitirá seguir la dieta mediterránea en cualquier momento que desees.

El Libro de Preparación de Comidas de la Dieta Mediterránea es la guía perfecta para cualquier persona que quiera llevar un estilo de vida más saludable como el de la dieta mediterránea.

Las recetas son fáciles de hacer y te permitirán preparar comidas saludables con antelación. El Libro de Preparación de Comidas de la Dieta Mediterránea incluye recetas para el desayuno, la comida, la cena, los aperitivos y los postres. Todo lo que necesitas para seguir la dieta mediterránea de forma regular.

Dado que muchas de las recetas se preparan en pocos minutos, seguir esta dieta es mucho más fácil que seguir la mayoría de las dietas que requieren mucho tiempo de preparación.

Ya no hay que preocuparse por qué cocinar y cómo hacerlo. Sólo tienes que mezclar y combinar las recetas y tendrás una comida deliciosa y saludable lista en un abrir y cerrar de ojos.

Nunca te cansarás de comer siempre lo mismo. Comer lo mismo todos los días puede causar aburrimiento y hacer que tu cuerpo caiga en la rutina, por lo que cambiar las cosas de un día para otro es esencial para mantener un estilo de vida saludable.

La dieta mediterránea se centra en el equilibrio. Las diferentes recetas garantizan que no tenga la sensación de estar comiendo lo mismo una y otra vez. Las variaciones de queso, carne, frutas y verduras garantizan una gran variedad de sabores.

Esta dieta es una buena opción porque puede reducir las probabilidades de desarrollar obesidad, diabetes o enfermedades cardiovasculares. También puede ayudarte a vivir más tiempo.

The Mediterranean Diet Meal Prep will help you achieve a healthier lifestyle more easily and without much effort. It will make your new lifestyle more enjoyable altogether!

The Mediterranean diet has been well known for a long time now. It is one of the most known diets of our time and millions de people follow it in order to live longer.

I have taken the best of the best to bring you this book. The Mediterranean diet recipes combined with your new meal prep techniques will help you enjoy all the benefits that come with being healthier. The healthiest cookbooks combined into one book...Enjoy!

If you want to maintain that healthy lifestyle without too much effort, this is the book for you!

This book will help you learn the benefits of the Mediterranean diet and will show you how to make it easier to follow!

If you've been looking for a way to keep your body in shape, then look no further. The Mediterranean diet is the best diets that will help you achieve just that! By following this book, your health will be at its peak and you'll be able to enjoy life like never before!

If you've been looking for ways to improve your health, then look no further. The recipes in this book are easy enough for anyone to make and are guaranteed to keep your body healthy for many years.

Capítulo 1.   Desayuno

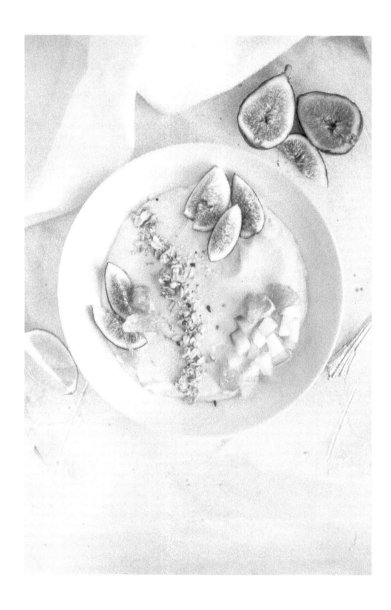

1. Pastel de Ricotta y Pera

Tiempo de Preparación: 5 minutos

Tiempo de Cocción: 30 minutos

Porciones: 4

Ingredientes:

- 500 gramos de queso ricotta de leche entera
- 2 huevos grandes
- 1 cucharada de azúcar
- ¼ de taza de harina de trigo integral
- 1 cucharadita de extracto de vainilla puro
- ¼ de cucharadita de nuez moscada
- 2 cucharadas de agua
- 1 pera, descorazonada y cortada en cubos
- 1 cucharada de miel cruda

Instrucciones:

1. Comenzar por calentar el horno a 400, y luego sacar cuatro ramequines de 200 gramos cada uno. Engrasarlos con spray de cocina.

2. Batir en un bol los huevos, la harina, el azúcar, la ricotta, la vainilla y la nuez moscada. Verter esta mezcla en los moldes y hornearla durante unos veinticinco minutos. La ricotta debe estar casi cuajada.

3. Retirar del horno, y dejar que se enfríe.

4. Mientras se hornea la ricotta, sacar una cacerola y ponerla a fuego medio. Hervir las peras en agua durante diez minutos. Deben

ablandarse, y luego retirarlas del fuego. Añadir la miel y servir los moldes de ricotta con las peras cocidas.

Nutrición:

- Calorías: 312
- Proteína: 17 Gramos
- Grasa: 17 Gramos
- Carbohidratos: 23 Gramos

Sodio: 130 mg

2. Bulgur de Frutas

Tiempo de Preparación: 10 minutos

Tiempo de Cocción: 15 minutos

Porciones: 5

Ingredientes:

- 2 tazas de leche al 2%
- 1 ½ tazas de bulgur sin cocer
- ½ cucharadita de canela
- 2 tazas de cerezas dulces oscuras, congeladas
- 8 higos, secos y picados
- ½ taza de almendras picadas
- ¼ de taza de menta fresca y picada
- ½ taza de almendras picadas
- Leche caliente al 2% para servir

Instrucciones:

1. Sacar una cacerola mediana y combinar el agua, la canela, el bulgur y la leche. Revolver una vez y dejar que hierva. Cuando empiece a hervir, tapar y reducir el fuego a medio-bajo. Dejar cocer a fuego lento durante diez minutos. El líquido debe ser absorbido.

2. Apagar el fuego, pero mantener la cacerola en la estufa. Añadir las cerezas congeladas. No es necesario descongelarlas, y luego añadir las almendras y los higos. Revolver bien antes de tapar durante un minuto.

3. Añadir la menta y servir con leche caliente por encima.

Nutrición:

- Calorías: 301
- Proteína: 9 Gramos
- Grasa: 6 Gramos
- Carbohidratos: 57 Gramos
- Sodio: 40 mg

3. Huevos con Queso de Cabra y Pimientos

Tiempo de Preparación: 5 minutos

Tiempo de Cocción: 10 minutos

Porciones: 5

Ingredientes:

- 1 taza de pimiento morrón picado
- 1 ½ cucharaditas de aceite de oliva
- 2 dientes de ajo picados
- 6 huevos grandes
- ¼ cucharadita de sal marina fina
- 2 cucharadas de agua
- ½ taza de queso de cabra desmenuzado
- 2 cucharadas de menta fresca y picada

Instrucciones:

1. Empezar por sacar una sartén grande y ponerla a fuego medio-alto. Añadir el aceite. Cuando el aceite empiece a brillar, añadir los pimientos y dejar que se cocinen durante cinco minutos. Revolver de vez en cuando, y luego añadir el ajo y cocinar un minuto más.

2. Mientras se cocinan los pimientos, batir la sal, el agua y los huevos. Poner el fuego a medio-bajo. Verter la mezcla de huevos sobre los pimientos y dejar que se cocinen durante unos dos minutos sin revolverlos. Deben cuajar en el fondo antes de espolvorear el queso de cabra por encima.

3. Cocinar los huevos durante otros dos minutos y servirlos con menta fresca.

Nutrición:

- Calorías: 201
- Proteína: 15 Gramos
- Grasa: 15 Gramos
- Carbohidratos: 5 Gramos
- Sodio: 166 mg

4. Tortilla de Lentejas

Tiempo de Preparación: 5 minutos

Tiempo de Cocción: 15 minutos

Porciones: 2

Ingredientes:

- 8 rodajas de aguacate para la guarnición
- ½ taza de tomates de uva, picados para la guarnición
- ½ taza de lentejas enlatadas, escurridas y enjuagadas
- 1 taza de espárragos picados
- ¼ de taza de cebolla picada
- 1 cucharada de tomillo
- 4 huevos, batidos

Instrucciones:

1. Sacar un bol y batir el huevo y el tomillo juntos. Ponerlo a un lado.
2. Calentar una sartén a fuego medio y cocinar la cebolla y los espárragos durante dos o tres minutos. Añadir las lentejas y cocinarlas durante otros dos minutos. Debe estar bien caliente. Reducir el fuego a bajo.
3. Sacar una sartén y ponerla a fuego medio, batiendo de nuevo los huevos antes de añadirlos a la sartén. Cocinar durante dos o tres minutos. Deben cuajar en el fondo.
4. Esparcir la mezcla de lentejas y espárragos en una mitad. Cocinar durante otros dos minutos antes de doblar el huevo sobre el relleno de lentejas. Cocinar durante otros dos minutos.

5. Repetir con el resto de los ingredientes para crear una segunda tortilla.
6. Decorar con aguacate antes de servir.

Nutrición:

- Calorías: 242
- Proteína: 19 Gramos
- Grasa: 9 Gramos
- Carbohidratos: 22 Gramos
- Sodio: 129 mg

5. Tazón de Quinoa con Manzana

Tiempo de Preparación: 5 minutos

Tiempo de Cocción: 25 minutos

Porciones: 2

Ingredientes:

- ½ taza de quinoa, sin cocer
- 1 taza de leche de almendras de vainilla, sin endulzar
- ½ cucharadita de canela
- 2 palitos de canela
- Pizca de sal marina

Coberturas:

- 2 cucharadas de almendras cortadas en rodajas
- 2 cucharadas de semillas de cáñamo
- 1 taza de manzana picada
- Miel para endulzar

Instrucciones:

1. Enjuagar la quinoa con un colador y asegurarse de que está bien escurrida. Pasarla a una cacerola con la canela, las ramas de canela, la leche de almendras y la sal. Poner a hervir a fuego lento y tapar. Reducir el fuego a bajo, dejándolo cocer a fuego lento durante quince minutos.
2. Retirar del fuego y dejar reposar durante cinco minutos. La leche de almendras debe ser absorbida y la quinoa debe estar completamente cocida.
3. Dividir en tazones y cubrir con las coberturas.

Nutrición:

- Calorías: 360
- Proteína: 14 Gramos
- Grasa: 13 Gramos
- Carbohidratos: 49 Gramos
- Sodio: 151 mg

Capítulo 2.   Almuerzo

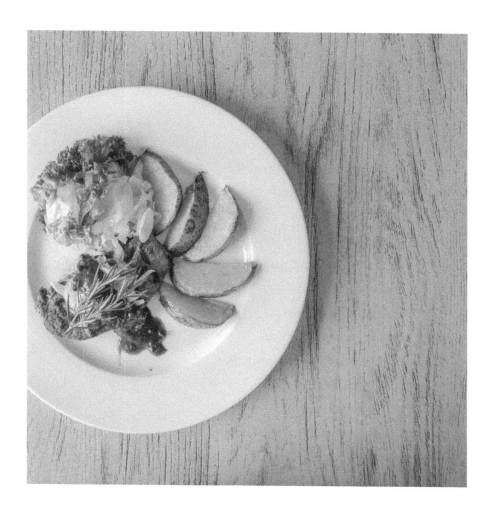

6. Quiche Mediterráneo

Tiempo de Preparación: 5 minutos

Tiempo de Cocción: 25 minutos

Porciones: 6

Ingredientes

- ½ taza de tomates secados al sol
- 2 dientes de ajo picados
- 1 cebolla picada
- 2 cucharadas de mantequilla
- 1 corteza de pastel preparada
- Agua para hervir
- 1 pimiento rojo picado
- 2 tazas de espinacas frescas
- ¼ de taza de aceitunas Kalamata
- 1 cucharadita de orégano
- 1 cucharadita de perejil
- 1/3 de taza de queso feta desmenuzado
- 4 huevos grandes
- 1 ¼ de taza de leche
- Sal marina y pimienta negra al gusto
- 1 taza de queso cheddar, rallado y dividido

Instrucciones:

1. Añadir los tomates al agua hirviendo y dejarlos cocer durante cinco minutos antes de escurrirlos.
2. Picar los tomates antes de apartarlos y ajustar el horno a 375.

3. Extender la corteza de la tarta en un molde de nueve pulgadas, y calentar la mantequilla y añadir el ajo y la cebolla.

4. Cocinar durante tres minutos antes de añadir el pimiento rojo, y luego cocinar durante otros tres minutos.

5. Añadir el perejil y el orégano antes de añadir las espinacas y las aceitunas. Cocinar unos cinco minutos más. Retirar del fuego y añadir el queso feta y los tomates.

6. Extender la mezcla en la corteza de la tarta preparada y batir el huevo y la leche. Salpimentar y añadir media taza de queso.

7. Verter esta mezcla sobre las espinacas y hornear durante 55 minutos. Debe estar dorado y servirlo caliente.

Nutrición:

- Calorías: 417
- Proteína: 14.5 Gramos
- Grasa: 13.3 Gramos
- Carbohidratos: 13.9 Gramos
- Sodio: 155 mg

7. Pescado a la Parrilla con Limones

Tiempo de Preparación: 5 minutos

Tiempo de Cocción: 20 minutos

Porciones: 4

Ingredientes:

- 3-4 limones
- 1 cucharada de aceite de oliva
- Sal marina y pimienta negra al gusto
- 4 filetes de bagre, 150 gramos cada uno
- Spray antiadherente para cocinar

Instrucciones:

1. Secar los filetes con una toalla de papel y dejarlos a temperatura ambiente. Esto puede llevar diez minutos. Cubrir la rejilla de la parrilla con spray antiadherente mientras está fría. Una vez recubierta, precalentarla a 400 grados.
2. Cortar un limón por la mitad, dejándolo a un lado. Cortar la mitad restante del limón en rodajas de ¼ de pulgada. Sacar un tazón y exprimir una cucharada de jugo de la mitad reservada. Añadir el aceite al tazón, mezclando bien.
3. Untar el pescado con la mezcla de aceite y limón.
4. Colocar las rodajas de limón en la parrilla y poner los filetes encima. Asar con la tapa cerrada. Dar la vuelta al pescado a la mitad si tiene más de medio centímetro de grosor.

Nutrición:

- Calorías: 147
- Proteína: 22 Gramos
- Grasa: 1 Gramo
- Carbohidratos: 4 Gramos
- Sodio: 158 mg

8. Fideos con Nuez al Pesto

Tiempo de Preparación: 5 minutos

Tiempo de Cocción: 25 minutos

Porciones: 4

Ingredientes:

- 4 calabacines, hechos en fideos
- ¼ de taza de aceite de oliva, dividido
- ½ cucharadita de pimiento rojo triturado
- 2 dientes de ajo, picados y divididos
- ¼ de cucharadita de pimienta negra
- ¼ de cucharadita de sal marina
- 2 cucharadas de queso parmesano rallado y dividido
- 1 taza de albahaca fresca y envasada
- ¾ de taza de trozos de nuez, divididos

Instrucciones:

1. Empezar por hacer los fideos de calabacín utilizando un espiralizador para obtener cintas. Mezclar los fideos con un diente de ajo picado y una cucharada de aceite. Salpimentar y sazonar con pimienta roja triturada. Reservar.

2. Sacar una sartén grande y calentar ½ cucharada de aceite a fuego medio-alto. Añadir la mitad de los fideos y cocinarlos durante cinco minutos. Tendrás que revolver cada minuto más o menos. Repetir con otra ½ cucharada de aceite y los fideos restantes.

3. Preparar el pesto mientras se cocinan los fideos. Poner el diente de ajo, una cucharada de parmesano, hojas de albahaca y ¼ de taza de nueces en el procesador de alimentos. Salpimentar si se

desea, y rociar las dos cucharadas restantes de aceite hasta que se mezcle completamente.

4. Añadir el pesto a los fideos, cubriendo con las nueces restantes y el parmesano para servir.

Nutrición:

- Calorías: 301
- Proteína: 7 Gramos
- Grasa: 28 Gramos
- Carbohidratos: 11 Gramos
- Sodio: 160 mg

9. Plato de Tomate y Halloumi

Tiempo de Preparación: 5 minutos

Tiempo de Cocción: 4 minutos

Porciones: 4

Ingredientes:

- 500 gramos de tomates, cortados en rodajas
- 250 gramosde halloumi, cortado en 4 rodajas
- 2 cucharadas de perejil picado
- 1 cucharada de albahaca picada
- 2 cucharadas de aceite de oliva
- Una pizca de sal y pimienta negra
- Jugo de 1 limón

Instrucciones:

1. Untar las rebanadas de halloumi con la mitad del aceite, ponerlas en su parrilla precalentada y cocinarlas a fuego medio-alto y cocinarlas durante 2 minutos por cada lado.
2. Colocar las rodajas de tomate en una fuente, salpimentarlas, rociarlas con el jugo de limón y el resto del aceite, cubrirlas con las rodajas de halloumi, espolvorear las hierbas aromáticas por encima y servir para comer.

Nutrición:

- Calorías 181
- Grasa 7.3
- Fibra 1.4
- Carbohidratos 4.6 ; Proteína 1.1

10. Guiso de Garbanzos y Mijo

Tiempo de Preparación: 10 minutos

Tiempo de Cocción: 1 hora y 5 minutos

Porciones: 4

Ingredientes:

- 1 taza de mijo
- 2 cucharadas de aceite de oliva
- Una pizca de sal y pimienta negra
- 1 berenjena, cortada en cubos
- 1 cebolla amarilla, picada
- 400 gramos de tomates de lata, picados
- 400 gramos de garbanzos en lata, escurridos y enjuagados
- 3 dientes de ajo picados
- 2 cucharadas de pasta de harissa
- 1 manojo de cilantro picado
- 2 tazas de agua

Instrucciones:

- Poner el agua en una cacerola, llevar a fuego medio, añadir el mijo, cocer a fuego lento durante 25 minutos, retirar del fuego, esponjar con un tenedor y dejar de lado por ahora.
- Calentar una sartén con la mitad del aceite a fuego medio, añadir las berenjenas, sal y pimienta, revolver, cocinar durante 10 minutos y pasar a un tazón.
- Añadir el resto del aceite a la sartén, calentar a fuego medio de nuevo, añadir la cebolla y rehogar durante 10 minutos.

- Añadir el ajo, más sal y pimienta, la harrisa, los garbanzos, los tomates y devolver la berenjena, revolver y cocinar a fuego lento durante 15 minutos más.
- Añadir el mijo, revolver, repartir la mezcla en tazones, espolvorear el cilantro por encima y servir.

Nutrición:

- Calorías 671
- Grasa 15.6
- Carbohidratos 87.5
- Proteína 27.1

11. Sartén de Pollo

Tiempo de Preparación: 10 minutos

Tiempo de Cocción: 35 minutos

Porciones: 6

Ingredientes:

- 6 muslos de pollo con hueso y piel
- Jugo de 2 limones
- 1 cucharadita de orégano seco
- 1 cebolla roja picada
- Sal y pimienta negra al gusto
- 1 cucharadita de ajo en polvo
- 2 dientes de ajo, picados
- 2 cucharadas de aceite de oliva
- 2 y ½ tazas de caldo de pollo
- 1 taza de arroz blanco
- 1 cucharada de orégano picado
- 1 taza de aceitunas verdes, sin hueso y en rodajas
- 1/3 de taza de perejil picado
- ½ taza de queso feta desmenuzado

Instrucciones:

1. Calentar una sartén con el aceite a fuego medio, añadir los muslos de pollo con la piel hacia abajo, cocinar durante 4 minutos por cada lado y pasar a un plato.
2. Añadir el ajo y la cebolla a la sartén, revolver y saltear durante 5 minutos.

3. Añadir el arroz, la sal, la pimienta, el caldo, el orégano y el jugo de limón, revolver, cocinar durante 1-2 minutos más y retirar del fuego.
4. Añadir el pollo a la sartén, introducir la sartén en el horno y hornear a 375 grados F durante 25 minutos.
5. Añadir el queso, las aceitunas y el perejil, repartir toda la mezcla en los platos y servir para comer.

Nutrición: Calorías 435 Grasa 18.5 Carbohidratos 27.8 Proteína 25.6

12. Atún y Cuscús

Tiempo de Preparación: 10 minutos

Tiempo de Cocción: 0 minutos

Porciones: 4

Ingredientes:

- 1 taza de caldo de pollo
- 1 y ¼ tazas de cuscús
- Una pizca de sal y pimienta negra
- 300 gramos de atún en lata, escurrido y desmenuzado
- 1 pinta de tomates cherry, cortados por la mitad
- ½ taza de pepperoncini, en rodajas
- 1/3 de taza de perejil picado
- 1 cucharada de aceite de oliva
- ¼ de taza de alcaparras, escurridas
- Jugo de ½ limón

Instrucciones:

1. Poner el caldo en una cacerola, llevar a ebullición a fuego medio-alto, añadir el cuscús, revolver, retirar del fuego, tapar, dejar reposar 10 minutos, esponjar con un tenedor y pasar a un tazón.
2. Añadir el atún y el resto de los ingredientes, mezclar y servir de inmediato.

Nutrición:

- Calorías 253
- Grasa 11.5
- Carbohidratos 16.5; Proteína 23.2

13. Capítulo 3. Cena

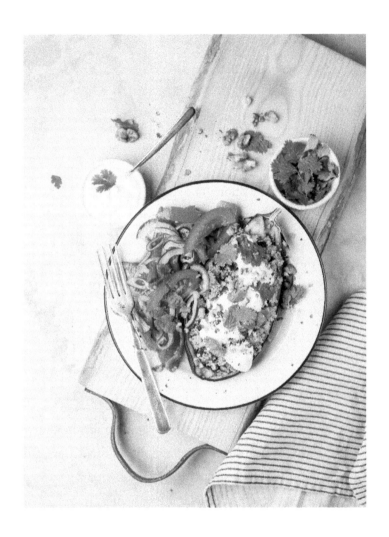

14. Albóndigas Italianas de Calabacín

Tiempo de Preparación: 10 minutos

Tiempo de Cocción: 46 minutos

Porciones: 6

Ingredientes:

Para las albóndigas:

- Salchicha de pavo, italiana, sin tripas*, 500 gramos, (2 Magros)
- Queso mozzarella, bajo en grasa, 1 taza, (1 Magro)
- Queso parmesano, bajo en grasa, 6 cucharadas, (3 Condimentos)
- Calabacín rallado, 1 taza (2 Verduras)
- Sal, 3/4 cucharadita, (3 Condimentos)
- Cebolla en polvo, 2 cucharaditas (4 Condimentos)
- Ajo fresco picado, 2 cucharaditas (2 Condimentos)
- Condimento italiano, 1 cucharadita (2 Condimentos)
- Huevo, 1, (1/3 Magro)

Para la cobertura:

- Salsa marinara, aprobada, 1 taza (4 Verduras)
- Queso mozzarella, bajo en grasa, 2/3 de taza (2/3 Magro)
- Albahaca fresca picada, 1/4 taza, (1/4 Condimento)

Instrucciones:

1. Calentar el horno a 400 grados.
2. Aplicar el spray de cocina en la bandeja del horno.
3. Después de desmenuzar el calabacín, exprimir la humedad sobrante del mismo a través de un paño limpio.
4. En un tazón grande, mezclar todos los ingredientes que se utilizarán para las albóndigas.

33

5. Sacar pequeñas albóndigas con una cuchara y ponerlas en la bandeja del horno.

6. Cocinar de 20 a 26 minutos o hasta que estén completamente cocidas. Escurrir el aceite.

7. Condimentar con 2/3 de taza de queso y salsa marinara.

8. Hasta que el queso se derrita, hornear de 5 a 10 minutos más.

9. Adornar con albahaca fresca.

Nutrición: Energía (calorías): 110 kcal--Proteína: 1.07 g--Grasa: 0.41 g --Carbohidratos: 0.53 g

15. Salsa de Tacos con Carne

Tiempo de Preparación: 10 minutos

Tiempo de Cocción: 35 minutos

Porciones: 6

Ingredientes:

- Pavo o carne molida magra, 95 a 97%, 1 1/2 lb.
- Salsa de tomate, 1/2 taza
- Condimento para tacos, 3 cucharadas
- Chiles verdes, cortados en cubos, 120 gramos
- Yogur griego, natural, 2%, 1 1/2 tazas
- Queso crema ablandado, bajo en grasa, y 180 gramos
- Queso cheddar, bajo en grasa, rallado, 2 tazas
- Lechuga iceberg rallada, 2 tazas
- Tomates picados, 1/2 taza
- Rodajas de jalapeño, 1 onza, de un frasco
- Cebollas verdes, para adornar

Instrucciones:

1. Desmenuzar la carne picada y cocinarla en una sartén grande. Retirar la grasa sobrante. Poner la salsa de tomate, los chiles verdes y dos cucharadas de condimento para tacos, revolviendo hasta que se combinen. Cocinar durante 2 minutos. En un plato de 13 x 9 pulgadas, extender la mezcla de carne molida y dejar que se ponga a temperatura ambiente.

2. En un tazón, mezclar el queso crema suave, el yogur griego y una cucharada de condimento para tacos hasta que se combinen

completamente con una mezcla manual. Debe extenderse sobre la carne molida.

3. En la parte superior, esparcir la lechuga, el queso y los tomates. Poner los jalapeños en rodajas y adornar con cebollas verdes. Dividir igualmente en seis porciones. Hasta tres días se puede conservar en la nevera.

Nutrición: Energía (calorías): 241 kcal--Proteína: 25.31 g--Grasa: 11.16 g --Carbohidratos: 7.2 g

16. Salsa de Pollo con Jalapeños

Tiempo de Preparación: 10 minutos

Tiempo de Cocción: 30 minutos

Porciones: 4

Ingredientes:

- Pechugas de pollo desmenuzadas, sin piel, cocidas, 400 gramos (2 magras)
- Yogur griego natural, bajo en grasa, 3/4 tazas, (1/2 magro)
- Tocino de pavo desmenuzado y cocido, 6 rebanadas, (1/2 magro)
- Queso crema, bajo en grasa, 120 gramos (4 grasas saludables)
- Jalapeños enlatados en cubos, 180 gramos, (3 bocadillos opcionales)
- Ajo en polvo, 1/2 cucharadita (1 condimento)
- Cebolla en polvo, 1/2 cucharadita (1 condimento)
- Queso parmesano rallado, 1/4 de taza, (4 condimentos)
- Queso cheddar afilado, bajo en grasa, rallado y dividido, 1 taza, (1 Lean)

Instrucciones:

1. Calentar el horno a 375 grados.
2. Mezclar en un tazón el yogur, el pollo desmenuzado y el queso crema.
3. Poner los jalapeños picados, el tocino de pavo desmenuzado, la cebolla en polvo, el ajo en polvo, 1/2 taza de queso cheddar y el queso parmesano.
4. Mezclar hasta que esté completamente mezclado. La mezcla debe verterse en una fuente de horno.

37

5. Adornar con la 1/2 taza de queso cheddar sobrante.

6. Cocinar hasta que el queso se derrita.

Nutrición: Energía (calorías): 12 kcal--Proteína: 0.78 g--Grasa: 0.89 g --
Carbohidratos: 0.29 g

17. Entradas de Tacos de Albóndigas y Queso

Tiempo de Preparación: 10 minutos

Tiempo de Cocción: 30 minutos

Porciones: 3

Ingredientes:

- Carne molida, 95 a 97%, 500 gramos – se cocina hasta 400 gramos, (2 Magro)
- Huevos batidos, 1/4 de taza
- Condimento para tacos, 1 cucharada, (6 Condimentos)
- Cilantro picado, 1/4 de taza
- Queso cheddar en cubos, 150 gramos

Para la Salsa:

- Crema agria, 1/4 de taza (equivale a 2 Grasas Saludables)
- Salsa, 2 cucharadas (equivale a 2 Condimentos)

Instrucciones:

1. Mezclar los huevos batidos, la carne picada, el condimento para tacos y el cilantro en un tazón grande. Hacer las albóndigas y ponerlas en una bandeja de horno rociada con antiadherente. Cocinar durante unos 15 minutos, a 425 grados, hasta que estén hechas. Dejar a un lado para que se enfríen.
2. Mezclar la salsa y la crema agria, poner a un lado.
3. Dividir por igual los cubos de queso y las albóndigas en tres porciones. Comer las porciones con dos cucharadas de salsa y crema agria.

Nutrición:

Energía (calorías): 38 kca

Proteína: 3.3 g

Grasa: 1.47 g

Carbohidratos: 2.25 g

18. Ensalada de Pollo con Aguacate

Tiempo de Preparación: 10 minutos

Tiempo de Cocción: 0 minutos

Porciones: 2

Ingredientes:

- Pollo en cubos, 300 gramos, son aproximadamente 2 tazas pero para mayor precisión, pesa, (1 2/3 Magro)
- Yogur griego, natural, 1/2 taza de 2% (1/3 Grasa)
- Aguacate picado, 180 gramos, (2 Grasas Saludables)
- Ajo en polvo, 1/2 cucharadita, (1 Condimento)
- Sal, 1/4 cucharadita, (1 Condimento)
- Pimienta, 1/8 cucharadita, (1/2 Condimento)
- Jugo de lima, 1 cucharada + 1 cucharadita, (2 Condimentos)
- Cilantro fresco picado, 1/4 de taza (1/4 de Condimento)

Instrucciones:

1. En un tazón mediano, mezclar todos los ingredientes. Poner en la nevera hasta que esté listo para ser servido. ¡Dividir la ensalada de pollo en mitades y comer con verduras de su elección!

Nutrición: Energía (calorías): 85 kcal--Proteína: 0.37 g--Grasa: 0.66 g --Carbohidratos: 0.38 g

19. Ensalada de Col

Tiempo de Preparación: 10 minutos

Tiempo de Cocción: 0 minutos

Porciones: 1

Ingredientes:

- Mezclar de ensalada de col, tricolor, 1 1/2 tazas - hay que quitar las zanahorias, (3 Verduras)
- Vinagre de sidra de manzana, 2 cucharaditas, (1/6 de Condimento)
- Aceite de oliva, 1 cucharadita, (1 Grasa Saludable)
- Stevia, 1/2 paquete (1/2 Condimento)

Instrucciones:

1. En un tazón mediano, mezclar todos los ingredientes y disfrutar.

Nutrición: Energía (calorías): 32 kcal--Proteína: 0.61 g--Grasa: 0.66 g -- Carbohidratos: 6.44 g

20. Ensalada de Huevo Rápida y Fácil

Tiempo de Preparación: 10 minutos

Tiempo de Cocción: 0 minutos

Porciones: 2

Ingredientes:

- Huevos duros, 6 (2 Magro)
- Mostaza de Dijon, 2 cucharaditas (2 Condimentos)
- Yogur griego, natural, bajo en grasa, (2 Condimentos)
- Cebollino fresco finamente picado, 2 cucharadas (1/2 Condimento)
- Sal, 1/4 cucharadita, (1 Condimento)
- Pimentón, 1/4 cucharadita, (1/2 Condimento)
- Lanza de eneldo finamente picada, 2, (1 Aperitivo Opcional)

Instrucciones:

1. En un tazón mediano, poner los huevos pelados y picados.
2. Añadir el yogur griego, la mostaza de Dijon, la sal, el cebollino, los pepinillos y el pimentón.
3. Mezclar con cuidado hasta que esté completamente combinado.
4. Las sobras se pueden refrigerar hasta 3 días.

Nutrición: Energía (calorías): 43 kcal--Proteína: 2.89 g--Grasa: 3.02 g -- Carbohidratos: 1.19 g

Capítulo 4.   Arroz y Cereales

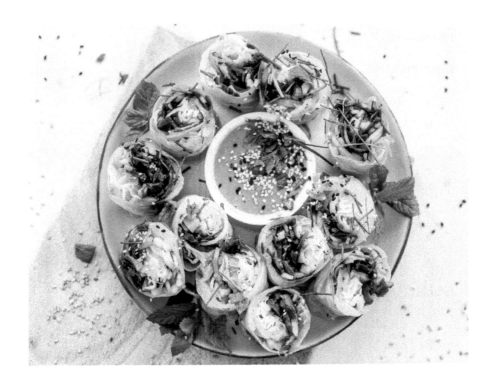

21. Garbanzos y Arroz

Tiempo de Preparación: 30 min.

Tiempo de Cocción: 45 min.

Porciones: 4

Ingredientes:

- 0.3 lb. de arroz de grano largo, remojado en agua durante 20 minutos
- 0.3 lb. de garbanzos cocidos
- Sal y pimienta al gusto
- 1 hoja de laurel
- 2 cucharadas de perejil picado
- 1 diente de ajo picado
- 0,4 cuartos de caldo de pollo
- 3 cucharadas de aceite de oliva
- 1 cebolla mediana, cortada en rodajas
- 1 cucharadita de jugo de lima

Instrucciones:

1. Escurrir el arroz y reservar.
2. Calentar el aceite en una cacerola y cocinar la cebolla con el ajo hasta que la cebolla se ablande.
3. Añadir los garbanzos, el laurel, la sal y la pimienta. Revolver durante 1-2 minutos.
4. Añadir el caldo de pollo y dejar cocer a fuego medio hasta que aparezcan burbujas en la superficie.

5. Añadir el arroz y el jugo de lima y revolver bien. Cocinar a fuego lento durante 4-5 minutos o antes de que surjan burbujas en la superficie o el arroz. Ahora cubrir las cacerolas con una tapa y dejar que el arroz se cocine a fuego lento durante 20 minutos.
6. Añadir a la fuente de servir y cubrir con perejil.
7. Servir y disfrutar.

Nutrición: Calorías – 321 Grasa –17 g Carbohidratos – 35 g Proteína – 21 g

22. Arroz con Pollo en una Olla

Tiempo de Preparación: 30 min.

Tiempo de Cocción: 45 min.

Porciones: 4

Ingredientes:

- 4-5 muslos de pollo
- 100 gramos de arroz de grano largo, remojado en agua durante 20 minutos
- ¼ cucharadita de semillas de comino
- 1 cucharadita de orégano seco
- Sal y pimienta, al gusto
- 1 diente de ajo picado
- 0,4 cuartos de agua
- 3 cucharadas de aceite de oliva
- 1 cebolla mediana, cortada en rodajas
- 1 cucharadita de jugo de lima
- 1 cucharada de vinagre

Instrucciones:

1. En un tazón agregar el pollo, un poco de sal, un poco de pimienta negra, orégano, comino y vinagre. Mezclar bien. Dejar marinar durante unos 20 minutos.
2. Calentar un poco de aceite en la sartén y poner el pollo en la sartén. Dejar que el pollo se cocine durante unos 5-6 minutos por lado o hasta que esté bien dorado por ambos lados. Seguir dándole la vuelta al pollo después de unos minutos.
3. Escurrir el arroz y reservar.
4. Precalentar el horno a 355° F.

5. En una sartén, calentar un poco de aceite de oliva y cocinar la cebolla con el ajo hasta que la cebolla se haya ablandado.

6. Añadir sal y pimienta. Revolver durante 1-2 minutos.

7. Añadir el agua y dejarla cocer a fuego medio hasta que aparezcan burbujas en la superficie.

8. Añadir el arroz y el jugo de lima y revolver bien. Dejar cocer a fuego lento durante 6-10 minutos o hasta que aparezcan burbujas en la superficie o el arroz y el líquido se sequen un poco. Colocar el pollo sobre el arroz.

9. Cubrir la sartén con una tapa y meterla en el horno. Hornear durante 20 minutos.

10. Servir y disfrutar.

Nutrición: Calorías – 240 Grasa – 15 g Carbohidratos – 3 g Proteína – ½ g

23. Tazón de Cereales con Lentejas y Garbanzos

Tiempo de Preparación: 10 min.

Tiempo de Cocción: 5-8 min.

Porciones: 3-4

Ingredientes:

- 6 cucharadas de aceite de oliva virgen
- Sal, al gusto
- 1 calabacín, cortado en rodajas
- 0,6 lb. de farro cocido
- 0.5 lb. de lentejas marrones cocidas, cocidas
- ½ lb. de garbanzos cocidos
- 0.3 lb. de tomates cherry, cortados por la mitad
- 2 chalotas, cortadas en rodajas
- 2 aguacates, pelados, sin hueso y en rodajas
- 0.3 lb. de perejil fresco, picado
- 5-6 aceitunas Kalamata
- 2 cucharadas de jugo de limón
- Un poco de queso feta desmenuzado, opcional
- 2 cucharadas de mostaza de Dijon
- 1-2 dientes de ajo, picados
- 1 cucharadita de zumaque molido
- Mezcla de especias, a elección

Instrucciones:

1. Calentar 1-2 cucharadas de aceite en una sartén y saltear los calabacines hasta que estén tiernos. Retirar del fuego y reservar.

2. En un tazón agregar la mostaza de Dijon, un poco de sal, el zumaque en polvo, mezclar las especias, el aceite de oliva restante, el ajo y el jugo de limón; mezclar bien y reservar.

3. Añadir el calabacín, el aguacate, las chalotas, el farro, las lentejas, los tomates, los garbanzos, las aceitunas, el feta y el perejil en los tazones de servir. Aderezar con el aderezo de mostaza de Dijon.

4. Servir y disfrutar.

Nutrición: Calorías – 625 Grasa – 45 g Carbohidratos – 0 g Proteína – 15 g

24. Frijoles Blancos con Verduras

Tiempo de Preparación: 10 min.

Tiempo de Cocción: 0 min.

Porciones: 4

Ingredientes:

- 250 gramosde frijoles blancos, cocidos
- 1 cebolla picada
- 1 cucharada de jugo de limón
- 7-8 tomates cherry, picados
- 1 cucharada de orégano
- Pimienta molida, al gusto
- 2-3 cucharadas de cilantro picado
- Sal, al gusto

Instrucciones:

1. En un tazón grande, combinar los frijoles blancos, la cebolla, los tomates, el cilantro, el orégano, la sal, la pimienta y el jugo de limón.
2. Añadir la mezcla a una fuente de servir.
3. Disfrutar.

Nutrición: Calorías – 345 Grasa –27 g Carbohidratos 67 g Proteína – 21 g

25. Arroz Frito Estilo Chino Yangchow

Tiempo de Preparación: 5 minutos

Tiempo de Cocción: 20 minutos

Porciones: 4

Ingredientes:

- 4 tazas de arroz cocido frío
- 1/2 taza de guisantes
- 1 cebolla amarilla mediana, cortada en cubos
- 5 cucharadas de aceite de oliva
- 4 oz de camarones medianos congelados, descongelados, sin cáscara, desvenados y picados finamente
- 6 oz de cerdo asado
- 3 huevos grandes
- Sal y pimienta negra recién molida
- 1/2 cucharadita de maicena

Instrucciones:

1. Combinar la sal y la pimienta negra molida y 1/2 cucharadita de maicena, cubrir los camarones con ella. Picar el cerdo asado. Batir los huevos y reservar.
2. Saltear los camarones en un wok a fuego alto con 1 cucharada de aceite caliente hasta que estén rosados, unos 3 minutos. Reservar los camarones y revolver el cerdo asado brevemente. Retirar ambos de la sartén.
3. En la misma sartén, saltear la cebolla hasta que esté blanda, añadir los guisantes y cocinarlos hasta que tengan un color verde brillante. Retirar ambos de la sartén.

4. Añadir 2 cucharadas de aceite en la misma sartén, añadir el arroz cocido. Revolver y separar los granos individuales. Añadir los huevos batidos, mezclar el arroz. Añadir el cerdo asado, los camarones, las verduras y la cebolla. Revolver todo junto. Sazonar con sal y pimienta al gusto.

Nutrición: Calorías: 556; Carbohidratos: 60.2g; Proteína: 20.2g; Grasa: 25.2g

Capítulo 5. Ensalada

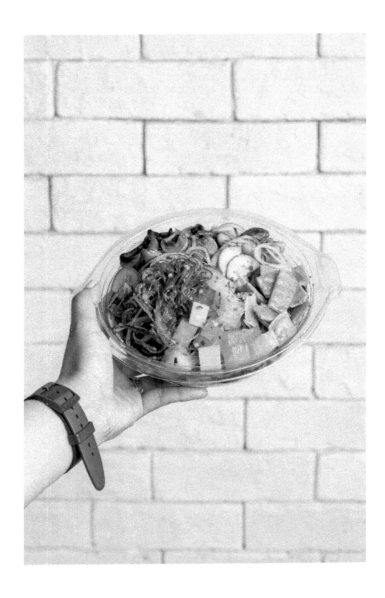

26. Ensalada de Verduras a la Parrilla

Tiempo de Preparación: 5 minutos

Tiempo de Cocción: 7 minutos

Porciones: 3

Ingredientes:

- ¼ de taza de aceite de oliva extra virgen, para pincelar
- ¼ de taza de hojas de albahaca fresca
- 125 grasmos de queso feta
- ½ manojo de espárragos, recortados y cortados en trozos del tamaño de un bocado
- 1 cebolla mediana, cortada en aros de ½ pulgada
- 1 pinta de tomates cherry
- 1 pimiento rojo, cortado en cuartos, sin semillas ni costillas
- 1 pimiento amarillo, cortado en cuartos, sin semillas ni costillas
- Pimienta y sal al gusto

Instrucciones:

1. Mezclar el aceite de oliva y las verduras en un tazón grande. Sazonar con sal y pimienta.
2. Freír las verduras en una parrilla precalentada durante 5-7 minutos o hasta que estén carbonizadas y tiernas.
3. Pasar las verduras a una fuente, añadir el feta y la albahaca.
4. En un tazón pequeño separado, mezclar el aceite de oliva, el vinagre balsámico, el ajo sazonado con pimienta y sal.
5. Rociar el aderezo sobre las verduras y servir.

Nutrición:

Calorías: 147.6;

Proteína: 3.8g;

Grasa: 19.2g;

Carbohidratos: 13.9 g

27. Ensalada Saludable Desintoxicante

Tiempo de Preparación: 5 minutos

Tiempo de Cocción: 0 minutos

Porciones: 4

Ingredientes:

- 4 tazas de verduras mixtas
- 2 cucharadas de jugo de limón
- 2 cucharadas de aceite de semillas de calabaza
- 1 cucharada de semillas de chía
- 2 cucharadas de almendras picadas
- 1 manzana grande, cortada en dados
- 1 zanahoria grande, rallada
- 1 remolacha grande, rallada

Instrucciones:

1. En una tazón de ensalada mediana, a excepción de las verduras mixtas, combinar bien todos los ingredientes.
2. En 4 platos de ensalada, repartir las verduras mixtas.
3. Cubrir uniformemente las verduras mixtas con la mezcla de la ensaladera.
4. Servir y disfrutar.

Nutrición: Calorías: 141; Proteína: 2.1g; Carbohidratos: 14.7g; Grasa: 8.2g

28. Ensalada de Calamares a las Hierbas

Tiempo de Preparación: 10 minutos

Tiempo de Cocción: 25 minutos

Porciones: 3

Ingredientes:

- ¼ de taza de hojas de cilantro finamente picadas
- ¼ de taza de hojas de menta finamente picadas
- ¼ de cucharadita de pimienta negra recién molida
- ½ taza de hojas de perejil de hoja plana finamente picadas
- ¾ de cucharadita de sal kosher
- 2 ½ lbs. de anillos y tentáculos de calamar limpios y recortados, descongelados
- 3 dientes de ajo medianos, machacados y picados
- 3 cucharadas de aceite de oliva extra virgen
- Una pizca de copos de pimienta roja triturados
- Jugo de 1 limón grande
- Cáscara de 1 limón, cortada en tiras finas

Instrucciones:

1. En una sartén grande antiadherente, calentar 1 ½ cucharadas de aceite de oliva. Una vez caliente, saltear el ajo hasta que esté fragante alrededor de un minuto.

2. Añadir los calamares, asegurándose de que estén en una sola capa, si la sartén es demasiado pequeña entonces cocinar en tandas.

3. Después de 2 a 4 minutos de cocción, retirar los calamares de la sartén con una espumadera y pasarlos a un tazón grande. Continuar la cocción del resto de los calamares.

4. Condimentar los calamares cocidos con las hierbas, la cáscara de limón, el jugo de limón, las hojuelas de pimienta roja, la pimienta, la sal y el aceite de oliva restante.

5. Mezclar bien para cubrir, servir y disfrutar.

Nutrición: Calorías: 551.7; Proteína: 7.3g; Carbohidratos: 121.4g; Grasa: 4.1g

29. Ensalada de Pollo a las Hierbas al Estilo Griego

Tiempo de Preparación: 5 minutos

Tiempo de Cocción: 0 minutos

Porciones: 6

Ingredientes:

- ¼ de taza o 1 oz de queso feta desmenuzado
- ½ cucharadita de ajo en polvo
- ½ cucharadita de sal
- ¾ de cucharadita de pimienta negra
- 1 taza de tomates uva, cortados por la mitad
- 1 taza de pepinos ingleses pelados y picados
- 1 taza de yogur natural sin grasa
- 500 gramos de pechuga de pollo sin piel y deshuesada, cortada en cubos de 1 pulgada
- 1 cucharadita de ajo picado embotellado
- 1 cucharadita de orégano molido
- 2 cucharaditas de pasta de semillas de sésamo o tahini
- 5 cucharaditas de jugo de limón fresco
- 6 aceitunas kalamata sin hueso, partidas por la mitad
- 8 tazas de lechuga romana picada
- Spray para cocinar

Instrucciones:

1. En un tazón, mezclar ¼ de cucharadita de sal, ½ cucharadita de pimienta, ajo en polvo y orégano. A continuación, colocar una

60

sartén a fuego medio-alto y cubrirla con spray de cocina y saltear juntos la mezcla de especias y el pollo hasta que el pollo esté cocido. Antes de pasar a un tazón, rociar con el jugo.

2. En un tazón pequeño, mezclar bien lo siguiente: ajo, tahini, yogur, ¼ de cucharadita de pimienta, ¼ de cucharadita de sal y 2 cucharaditas de jugo.

3. En otro tazón, mezclar las aceitunas, los tomates, el pepino y la lechuga.

4. Para servir la ensalada, colocar 2 ½ tazas de la mezcla de lechuga en el plato, cubrir con ½ taza de la mezcla de pollo, 3 cucharadas de la mezcla de yogur y 1 cucharada de queso.

Nutrición: Calorías: 170.1; Grasa: 3.7g; Proteína: 20.7g; Carbohidratos: 13.5g

30. Ensalada Mediterránea con Pollo

Tiempo de Preparación: 5 minutos

Tiempo de Cocción: 25 minutos

Porciones: 4

Ingredientes:

Para el Pollo:

- 1 ¾ lb. de pechuga de pollo deshuesada y sin piel
- ¼ de cucharadita de pimienta y sal (o al gusto)
- 1 ½ cucharada de mantequilla derretida

Para la Ensalada Mediterránea:

- 1 taza de pepino en rodajas
- 6 tazas de lechuga romana desgarrada o cortada en trozos grandes
- 10 aceitunas Kalamata sin hueso
- 1 pinta de tomates cherry
- 1/3 de taza de queso feta rebajado
- ¼ de cucharadita de pimienta y sal (o menos)
- 1 jugo de limón pequeño (deben ser unas 2 cucharadas)

Instrucciones:

1. Precalentar el horno o la parrilla a unos 350F. Sazonar el pollo con sal, mantequilla y pimienta negra. Asar o colocar en la parrilla el pollo hasta que alcance una temperatura interna de 1650F en unos 25 minutos.

2. Una vez que las pechugas de pollo estén cocidas, retirarlas y dejarlas reposar durante unos 5 minutos antes de cortarlas.
3. Combinar todos los ingredientes de la ensalada y mezclar todo muy bien. Servir el pollo con la ensalada mediterránea.

Nutrición: Calorías: 340 Proteína: 45g Carbohidratos: 9g Grasa: 4 g

Capítulo 6.   Sopa

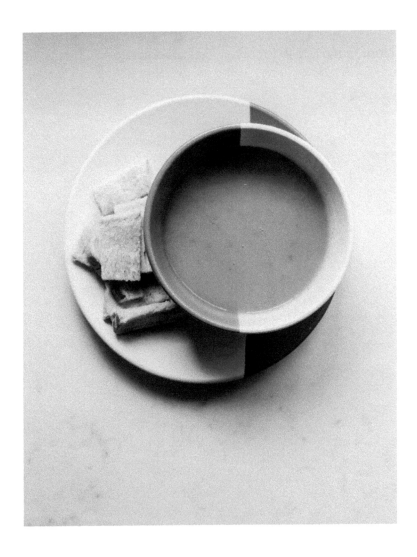

31. Sopa Cremosa de Zanahoria Asada con Jengibre

Tiempo de Preparación: 10 min

Tiempo de Cocción: 50 min

Porciones: 6

Ingredientes:

- 1 cucharadita de cilantro molido
- 1 cucharadita de jengibre fresco
- 1 cucharadita de all spice
- 1 ½ taza de crema de leche
- Menta fresca
- Sal
- Aceite de oliva extra virgen
- Pimienta
- 1,5 kgde zanahorias peladas
- 4 dientes de ajo picados
- 5 tazas de caldo vegetal bajo en sodio.

Instrucciones:

1. Calentar el horno a 400 grados y coger una bandeja para hornear. Untar el fondo con un poco de aceite y añadir las zanahorias. Asegurarse de que las zanahorias estén ordenadas y salpimentarlas. Rociar con suficiente aceite de oliva y meter en el horno. Vas a cocinar durante 45 min, pero debes darle la vuelta a la mitad del tiempo. A los 45 min, tus zanahorias deben estar bien cocidas y caramelizadas, retirarlas del horno entonces. Dejar

que las zanahorias se enfríen para poder tocarlas, luego picarlas en trozos y colocarlas en un procesador de alimentos. Añadir el ajo y el jengibre con 3 tazas de su caldo de verduras bajo en sodio. Triturar hasta que quede suave, luego pasar a una olla y poner el gas a fuego medio. Añadir la pimienta de Jamaica con el cilantro, e incluir el caldo que haya quedado. Revolver de vez en cuando mientras la sopa burbujea. Añadir la nata calentada y esperar a que se sature. Entonces, apagar el fuego, ¡la sopa está lista! La gente suele servir esta sopa con pan rústico.

Nutrición:

148 Calorías

151.5mg de calcio

0.82mg de hierro

28.3g de carbohidratos

6.9g de fibra

5.3g de proteína.

32. Sopa de Cebada con Champiñones

Tiempo de Preparación: 15 min

Tiempo de Cocción: 55 min

Porciones: 5

Ingredientes:

- ½ taza de perejil picado
- ½ cucharadita de comino
- ¾ cucharadita de pimentón ahumado
- 1 cebolla amarilla picada
- 1 taza de cebada perlada enjuagada
- 1 zanahoria picada
- 1 cucharadita de cilantro
- 2 tallos de apio picados
- Sal Kosher
- Aceite de oliva extra virgen
- Pimienta negra
- 4 dientes de ajo picados
- 6 tazas de caldo de verduras bajo en sodio
- 8 oz de champiñones blancos limpios y picados
- 16 oz de champiñones tiernos limpios y cortados en rodajas.

Instrucciones:

1. Calentar el aceite extra virgen en un horno a fuego medio y esperar a que brille sin humo. A continuación, añadir sus champiñones pequeños y cocinar hasta que se ablande. Esto ocurrirá en menos de 5 minutos. Apagar el fuego después y retirar los champiñones. A continuación, añadir un poco más de

aceite de oliva extra virgen, el apio, la zanahoria y las cebollas a la olla. También hay que incluir los champiñones blancos picados y el ajo. Cocinar esto a fuego medio-alto, y sazonar con sal y pimienta. Añadir los tomates triturados, el pimentón y el comino y cocinar durante unos 4 minutos. Revolver a menudo. Incluir ahora la cebada perlada y añadir el caldo. Dejar hervir otros 5 minutos y luego tapar y reducir el fuego para que se cocine durante otros 45 minutos. Ahora vuelve a introducir los champiñones en la olla y revolver para que la mezcla se integre perfectamente. Esto puede llevar hasta 5 min. Envolver la cocción con perejil fresco, y la sopa de cebada con champiñones es tuya para tomar.

Nutrición:

148 Calorías

151.5mg de calcio

0.82mg de hierro

28.3g de carbohidratos,

6.9g de fibra

5.3g de proteína.

33. Guiso de Coliflor y Garbanzos Asados

Tiempo de Preparación: 10 min

Tiempo de Cocción: 50 min

Porciones: 6

Ingredientes:

- ½ taza de perejil picado
- ½ cucharadita de cardamomo verde
- 1 cucharadita de pimentón dulce
- 1 cebolla dulce picada
- 1 cucharadita de cilantro molido
- 1 lata de 1 kg de tomates cortados en cubos (se necesita su jugo)
- 1½ cucharadita de comino molido
- 1½ cucharadita de cúrcuma molida
- Aceite de oliva extra virgen
- Sal
- Pimienta
- 2 trozos de lata de garbanzos de 400 gramos escurridos y enjuagados

Instrucciones:

1. Poner el horno a 475 grados y conseguir un tazón pequeño, en él, mezclar las especias. A continuación, coger una bandeja para hornear y colocar los trozos de zanahoria con la bandeja aceitada. Condimentarlas con sal y pimienta y añadir la mitad de la mezcla de especias que acaba de hacer. Rociar con aceite de oliva y revolver para que las especias se mezclen bien. A continuación, llevar al horno y hornear durante unos 20 minutos. Apagar el

horno y apartar la mezcla. Coger una sartén y calentar unas 2 cucharadas de aceite de oliva. Poner las cebollas en ella, y dejar que se salteen en 2 o 3 min. Después, añadir el ajo y las demás especias. A continuación, cocinar durante 3 minutos más, revolver todo. No apagar el fuego después de 3 min. añadir sus tomates enlatados, sal, pimienta y garbanzos. Volver a poner la coliflor y las zanahorias a medio cocer, y añadirlas a la mezcla al fuego. Tapar la mezcla y dejarla hervir en 15-20 min. Revolver de vez en cuando y añadir agua si es necesario. Apagar el fuego y servir inmediatamente.

Nutrición:

286 calorías

11g de proteína

12.7g de grasa

37g de carbohidratos

7.5g de fósforo

10g de potasio.

34. Sopa Italiana Minestrone

Tiempo de Preparación: 10 min

Tiempo de Cocción: 35 min

Porciones: 6

Ingredientes:

- ½ cucharadita de romero
- 1 taza de frijoles verdes frescos o congelados
- 1 cebolla amarilla pequeña picada
- 1 calabacín picado
- 1 lata de 500 gramos de frijoles rojos
- 1 lata de 500 gramos de tomates triturados
- 1 cucharadita de pimentón aceite de oliva extra virgen
- 1 hoja de laurel
- Un puñado grande de perejil picado
- Un puñado de hojas de albahaca fresca
- 2 zanahorias picadas
- 2 tallos de apio picados
- 2 tazas de ditalini ya cocidos
- 2 ramitas de tomillo fresco
- Sal
- Pimienta
- 4 dientes de ajo picados
- Queso parmesano rallado
- 6 tazas de caldo (cualquiera sirve)

Instrucciones:

1. Coger una olla grande y rociarla con aceite de oliva extra virgen. Cocinar a fuego medio y esperar a que brille sin humear. Entonces incluir el apio y las zanahorias. Incluir las cebollas y revolver brevemente. La verdura debería ablandarse en 5 minutos más o menos, luego añadir el ajo y esperar otro minuto antes de añadir el calabacín y los frijoles verdes. Condimentar con romero, pimentón, sal y pimienta. Añadir el tomillo fresco y triturar los tomates. Revolver y añadir la hoja de laurel con su caldo. Tapar la olla y dejar que hierva durante unos 20 minutos. A continuación, abrir la olla y añadir los frijoles con albahaca fresca y perejil. Puedes añadir los ditalini ya cocidos y revolver ligeramente. No debes añadir los ditalini hasta que estés a punto de servirlos. De este modo, se obtiene un resultado óptimo y la sopa no se vuelve blanda.

Nutrición:

155 calorías

701mg de sodio

9g de azúcar

30.3g de carbohidratos

5.3g de proteína

1.9g de grasa

9.3g de potasio.

35. Guiso Egipcio Vegano con Guisantes y Zanahorias

Tiempo de Preparación: 5 min

Tiempo de Cocción: 25 min

Porciones: 6

Ingredientes:

- ½ cucharadita de pimienta negra
- ½ cucharadita de pimentón dulce español
- 1 cebolla amarilla picada
- 500 gramos de guisantes dulces congelados
- 1 diente de ajo picado
- 1 cucharadita de cilantro
- 2 tazas de caldo de verduras
- 1 lata de salsa de tomate de 500 gramos
- Sal
- 3 zanahorias pequeñas picadas y en cubos
- Aceite de oliva extra virgen

Instrucciones:

1. Poner a fuego medio-alto 2 cucharadas de aceite de oliva extra virgen. Dejar que brille y añadir inmediatamente las cebollas picadas. Incluir los guisantes, la sal y el ajo. Añadir la zanahoria y otras especias, y revolver mientras se deja cocer durante 5 minutos. Para entonces ya puedes oler la fragancia. A continuación, subir el fuego y tanto el caldo como el tomate. Dejar cocer otros 15 min. Destapar de vez en cuando y probar

para asegurarse de que la sazón es perfecta. Asegurarse de que no se cocinan demasiado, ya que la sopa puede volverse blanda. Mientras tanto, lo único que necesitas es que los guisantes y las zanahorias estén cocidos y tiernos. Ya que vas a tomar esta sopa con otro manjar como el plato Mezzer o la ensalada Fattoush, se aconseja que empieces a cocinar tu manjar preferido antes de la comida en sí.

2. ¿Vas a probar alguna de estas sopas esta semana? Me gustaría saberlo. Me encantará saber si has encontrado una versión diferente de estas recetas en algún momento. Estaré ahí leyendo en la sección de comentarios.

Nutrición:

268 calorías

14.6g de proteína

Vitamina A, B, C, D, E, K

4.6g de grasa

45.3g de proteína.

36. Sopa de Pasta con Limón y Huevo

Tiempo de Preparación: 15 minutos

Tiempo de Cocción: 0 minutos

Porciones: 2

Ingredientes:

- 150 gramos de pasta ditalini
- 4 tazas de caldo de pollo sin grasa y bajo en sodio
- 2 huevos enteros grandes
- ½ taza de jugo de limón fresco
- 4 cucharadas de perejil fresco picado
- 1 limón en rodajas finas para decorar
- Sal y pimienta recién molida al gusto

Instrucciones:

1. Poner una cacerola mediana a fuego medio-alto. Añadirle el caldo de pollo y llevarlo a ebullición, revolviéndolo un par de veces.
2. Bajar el fuego a bajo y dejar que el caldo se cocine a fuego lento durante unos 5 minutos. Retirar la cacerola del fuego.
3. Coger un tazón y añadir los huevos en él. Batirlos bien, añadir el jugo de limón y volver a batir los huevos.
4. Utilizar un cucharón para transferir una sola porción del caldo de pollo al tazón de los huevos. Mezclar bien y luego transferir todo el contenido del tazón a la cacerola.
5. Calentar la sopa asegurándose de que el fuego sigue siendo bajo. Vigilar los huevos porque tienden a cuajar y hay que evitarlo revolviendo suavemente la sopa.
6. Añadir sal y pimienta al gusto, si se prefiere.

7. Servir caliente y decorar con rodajas de limón y perejil.

Nutrición:

Calorías: 161

Proteína: 10 g

Grasa: 2 g

Carbohidratos: 65 g

37. Sopa Verde Cremosa

Tiempo de Preparación: 10 minutos

Tiempo de Cocción: 30 minutos

Porciones: 2

Ingredientes:

- 150 gramos de frijoles verdes frescos, cortados en rodajas finas
- 250 gramos de coles de Bruselas frescas, en rodajas
- 5 tazas de caldo de verduras bajo en sodio y sin grasa
- 1½ tazas de guisantes congelados, descongelados
- 4 cucharadas de aceite de oliva
- 1 cebolla blanca picada
- 1 cucharada de jugo de limón recién exprimido
- 4 dientes de ajo fresco, picado
- 1 puerro grande, cortar las partes blancas y las partes verdes en rodajas finas, pero mantenerlas separadas
- 1 cucharadita de cilantro molido
- 1 taza de leche baja en grasa
- Sal y pimienta recién molida al gusto
- Picatostes para decorar

Instrucciones:

1. Sacar una sartén grande y ponerla a fuego lento. Añadir el aceite de oliva y dejar que el aceite se caliente ligeramente.
2. Añadir la cebolla y el ajo. Cocinarlos hasta que se vuelvan fragantes y suaves. Asegurarse de no dejar que se doren.
3. Añadir a la sartén las partes verdes de las coles de Bruselas, el puerro y los frijoles verdes. Añadir el caldo y mezclar bien los

ingredientes. Llevar el caldo a ebullición. Cuando empiece a hervir, bajar el fuego y dejar cocer a fuego lento durante unos 12 minutos.

4. Añadir el jugo de limón, los guisantes y el cilantro. Dejar que el caldo siga cociendo a fuego lento durante otros 10 minutos, o hasta que las verduras estén tiernas.

5. Retirar la mezcla de caldo del fuego y dejar que se enfríe ligeramente. Pasar la mezcla a una batidora y pulsar hasta que quede suave.

6. Sacar una cacerola y añadir las partes blancas del puerro. Añadir la mezcla a la cacerola. Poner la cacerola a fuego medio-alto y dejar que la sopa hierva. Reducir el fuego a bajo y dejar que la sopa se cocine a fuego lento durante unos 5 minutos

7. Sacar otro tazón y añadir la harina y la leche. Batirlos hasta que se vuelvan suaves.

8. Añadir sal y pimienta al gusto, si se prefiere.

Nutrición: Calorías: 163 calorías Proteína: 4 g Grasa: 8 g Carbohidratos: 15 g

Capítulo 7.   Vegetales

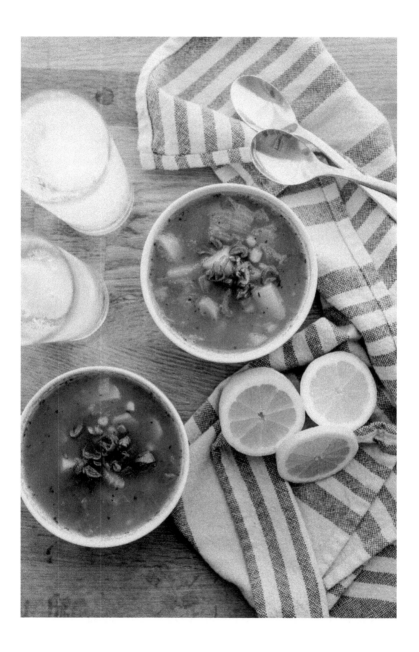

38. Palitos de Aguacate

Tiempo de Preparación: 5 minutos

Tiempo de Cocción: 10 minutos

Porciones: 2

Ingredientes:

- 2 aguacates
- 1 taza de harina de coco
- 2 cucharaditas de pimienta negra
- 3 yemas de huevo
- 1½ cucharadas de agua
- ¼ cucharadita de sal
- 1 taza de mantequilla vegana
- 2 cucharaditas de ajo picado
- ¼ taza de perejil picado
- 1 cucharada de jugo de limón

Instrucciones:

1. Colocar la mantequilla en un tazón para mezclar y luego agregar al tazón el ajo picado, el perejil picado y el jugo de limón.
2. Con una batidora eléctrica, mezclar hasta que esté suave y esponjoso.
3. Pasar la mantequilla de ajo a un recipiente con tapa y luego guardar en la nevera.
4. Pelar los aguacates y cortarlos en trozos. Reservar.
5. Poner las yemas de huevo en un tazón y verter agua.

6. Sazonar con sal y pimienta negra y revolver hasta que se incorpore.
7. Tomar una rodaja de aguacate y luego pasarla por la harina de coco.
8. Rebozar en la mezcla de huevo y luego volver a la harina de coco. Pasar el rodillo hasta que la rodaja de aguacate esté completamente cubierta. Repetir con las demás rodajas de aguacate.
9. Precalentar una freidora de aire a 400°F (204°C).
10. Colocar las rodajas de aguacate recubiertas en la cesta de la freidora de aire y cocinarlas durante 8 minutos o hasta que estén doradas.
11. Retirar de la freidora de aire y colocar en una fuente de servir.
12. Servir con mantequilla de ajo y disfrutar de inmediato.

Nutrición:

Calorías: 340, Grasa: 33.8g, Proteína: 4.5g, Carbohidratos: 8.5g 148

39. Fajitas Vegetarianas Chisporroteantes

Tiempo de Preparación: 5 minutos

Tiempo de Cocción: 120 minutos

Porciones: 2

Ingredientes:

- 120 gramos de chiles verdes picados
- ½ cucharadita de ajo en polvo
- 3 tomates picados
- ¼ cucharadita de sal
- 1 pimiento amarillo sin corazón
- 2 cucharaditas de chile rojo en polvo
- 2 cucharaditas de comino molido
- 1 pimiento rojo descorazonado
- 2 cucharaditas de comino molido
- 1 pimiento rojo sin corazón
- ½ cucharadita de orégano seco
- 1 ½ cucharadas de aceite de oliva
- 1 cebolla blanca, pelada y en rodajas

Instrucciones:

1. Coger una olla de cocción lenta de 6 cuartos y engrasarla. Conectar la olla de cocción lenta; ajustar el Tiempo de Cocción a 2 horas.
2. Añadir todos los ingredientes con un spray antiadherente para cocinar, y cocinar a fuego alto o hasta que se cocine bien.
3. Revolver hasta que se mezcle bien y cubrir la parte superior.
4. Servir con tortillas.

Nutrición:

Calorías: 220 Cal,

Carbohidratos: 73g,

Proteína: 12g,

Grasa: 8g 151

40. Pastel de Pita con Espinacas y Feta

Tiempo de Preparación: 5 minutos

Tiempo de Cocción: 12 minutos

Porciones: 3

Ingredientes:

- 180 gramos de pesto de tomate
- 6 panes de pita integrales
- 2 tomates picados
- ½ taza de aceitunas Kalamata
- Champiñones y queso feta
- 1 manojo de espinacas picadas
- 4 champiñones cortados en rodajas
- ½ taza de queso feta desmenuzado
- Pimienta para sazonar.
- 3 cucharadas de aceite de oliva

Instrucciones:

1. Poner el horno a 350 grados F.
2. Untar el pesto de tomate en un lado de cada pan de pita y colocarlos con el lado del pesto hacia arriba en una bandeja para hornear.
3. Cubrir las pitas con las espinacas y los tomates
4. Rociar con aceite de oliva y añadir
5. Hornear en el horno precalentado 10-12 minutos o hasta que las pitas estén crujientes. Cortar en cuartos y servir.

Nutrición:

350 Calorías, 11g

Proteína, 17g

Grasa 41g

Carbohidratos 152

41. Tortas de Quinoa y Espinacas

Tiempo de Preparación: 5 minutos

Tiempo de Cocción: 9 minutos

Porciones: 2

Ingredientes:

- 2 tazas de quinoa cocida
- 1 taza de espinacas tiernas picadas
- 1 huevo
- 2 cucharadas de perejil picado
- 1 cucharadita de ajo picado
- 1 zanahoria pelada y rallada
- 1 cebolla picada
- ¼ de taza de leche de avena
- ¼ de taza de queso parmesano rallado
- 1 taza de pan rallado
- Sal marina
- Pimienta negra molida

Instrucciones:

1. En un tazón, mezclar todos los ingredientes.
2. Sazonar con sal y pimienta al gusto.
3. Precalentar la freidora de aire a 390°F.
4. Sacar ¼ de taza de la mezcla de quinoa y espinacas y colocar en la cesta de cocción de la freidora de aire. Cocinar por tandas hasta que se dore durante unos 8 minutos.
5. ¡Servir y disfrutar!

Nutrición:

Calorías: 188,

Grasa: 4.4 g,

Carbohidratos: 31.2g,

Proteína: 8.1g 157

42. Salteado de Coles y Guisantes al Ajo

Tiempo de Preparación: 5 minutos

Tiempo de Cocción: 8 minutos

Porciones: 2

Ingredientes:

- 2 dientes de ajo cortados en rodajas
- 1 chile rojo picado
- 2 cucharadas de aceite de oliva
- 2 manojos de col rizada picada
- 500 gramos de guisantes congelados

Instrucciones:

1. En una cacerola, mezclar los ingredientes excepto los guisantes. Cocinar hasta que la col rizada se ablande durante unos 6 minutos.
2. Añadir los guisantes y cocinar durante 2 minutos más.

Nutrición:

85 Calorías, 3g Grasa, 11g Carbohidratos netos, y 5g Proteína 158

Capítulo 8.   Guarniciones

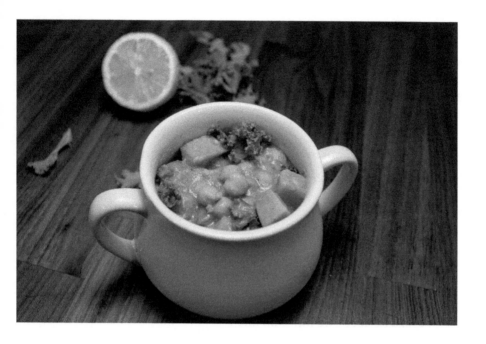

43. Corazones de Alcachofa

Tiempo de Preparación: 10 minutos

Tiempo de Cocción: 30 Minuto

Porciones: 4

Ingredientes:

- ¾ de taza de harina de maíz
- 1/3 de taza de queso parmesano, rallado finamente
- 1 cucharadita de ajo en polvo
- 1 cucharadita de sal marina fina
- ½ cucharadita de romero
- ½ cucharadita de pimentón
- ¼ de cucharadita de pimienta negra
- 2 huevos, ligeramente batidos
- ½ taza de aceite de oliva, dividido
- 400 gramos de corazones de alcachofa, enlatados y escurridos

Instrucciones:

1. Precalentar el horno a 400, y sacar un tazón ancho pero poco profundo. En este tazón, combinar su ajo, sal, romero, parmesano, pimentón y pimienta. Asegurarse de que está bien mezclado.

2. Mezclar los huevos y ¼ de taza de aceite de oliva. Escurrir los corazones de alcachofa y añadirlos a la mezcla de huevo, revolviendo para combinar.

3. Sacar una bandeja de horno con borde y engrasarla con el aceite de oliva restante.

4. Retirar los corazones de alcachofa de la mezcla de huevo y pasarlos por la mezcla de harina de maíz hasta que queden. Ponerlos en la bandeja del horno y hornearlos durante quince o veinte minutos. Servir calientes.

Nutrición: Calorías: 415 Proteína: 12 Gramos Grasa: 31 Gramos Carbohidratos: 29 Gramos

44. Patatas Pequeñas Asadas

Tiempo de Preparación: 5 minutos

Tiempo de Cocción: 45 Minutos

Porciones: 4

Ingredientes:

- 2 lbs. de patatas rojas, lavadas y cortadas en gajos
- 1 cucharadita de pimentón dulce
- 1 cucharadita de ajo en polvo
- 2 cucharaditas de romero fresco y picado
- 2 cucharadas de aceite de oliva
- ½ cucharadita de sal marina fina
- ½ cucharadita de pimienta negra

Instrucciones:

1. Precalentar el horno a 400 y sacar una bandeja para hornear. Forrar la bandeja de hornear con papel de aluminio antes de ponerlo a un lado.
2. Sacar un tazón grande y mezclar el aceite de oliva, el romero, las patatas, el pimentón, el ajo en polvo, la sal marina y la pimienta.
3. Distribuir las patatas en la bandeja del horno en una sola capa y hornear durante treinta y cinco minutos. Deben estar tiernas y doradas. Servir calientes.

Nutrición: Calorías: 225 Proteína: 5 Gramos Grasa: 7 Gramos Carbohidratos: 37 Gramos

45. Tomates Escaldados

Tiempo de Preparación: 10 minutos

Tiempo de Cocción: 55 Minutos

Porciones: 4

Ingredientes:

- 1 aceite de oliva, dividido
- 2 rebanadas de trigo integral, cortadas en cubos de ½ pulgada
- 2 ¼ lbs. tomates, cortados en ochos
- 2 cucharadas de queso Asiago, rallado
- ¼ de taza de albahaca fresca y picada
- 1 cucharada de ajo picado
- ¼ de cucharadita de sal marina fina
- ¼ de cucharadita de pimienta negra

Instrucciones:

1. Comenzar por calentar el horno a 350, y luego sacar una fuente de horno de ocho por ocho pulgadas. Engrasarla con ½ cucharadita de aceite de oliva antes de apartar la fuente de horno.
2. Sacar una sartén grande, ponerla a fuego medio-alto y calentar el resto del aceite de oliva.
3. Añadir los cubos de pan y saltear durante cuatro minutos. Deben estar dorados por todos los lados y luego añadir el ajo. Revolver y cocinar durante dos minutos. Añadir los tomates y cocinar durante otros dos minutos.
4. Retirar de la sartén y sazonar con sal y pimienta. Revolver la albahaca y pasarla a la fuente de horno.

5. Espolvorear el queso asiago por encima y hornear durante media hora.

Nutrición: Calorías: 127 Proteína: 5 Gramos Grasa: 6 Gramos Carbohidratos: 16 Gramos

46. Coles de Bruselas y Pistachos

Tiempo de Preparación: 6 minutos

Tiempo de Cocción: 30 Minutos

Porciones: 4

Ingredientes:

- 500 gramos de coles de Bruselas, recortadas y cortadas por la mitad a lo largo
- 4 chalotas, peladas y cortadas en cuartos
- ½ taza de pistachos, tostados y picados
- 1/2 limón, pelado y exprimido
- ¼ de cucharadita de sal marina fina
- ¼ de cucharadita de pimienta negra
- 1 cucharada de aceite de oliva

Instrucciones:

1. Precalentar el horno a 400, y sacar una bandeja para hornear. Forrarla con papel de aluminio antes de colocarla a un lado.
2. Sacar un tazón y echar las chalotas y las coles de Bruselas en aceite de oliva, asegurándose de que estén bien cubiertas.
3. Salpimentar antes de repartir las verduras en la bandeja.
4. Hornear durante quince minutos. Las verduras deben estar ligeramente caramelizadas y tiernas.
5. Hasta el momento de comerlas, sacarlas del horno y mezclarlas con ralladura de limón, jugo de limón y pistachos.

Nutrición: Calorías: 126 Proteína: 6 Gramos Grasa: 7 Gramos Carbohidratos: 14 Gramos

47. Puré de Apio

Tiempo de Preparación: 5 minutos

Tiempo de Cocción: 30 Minutos

Porciones: 4

Ingredientes:

- 2 raíces de apio, lavadas, peladas y cortadas en cubos
- 1 cucharada de miel cruda
- 2 cucharaditas de aceite de oliva
- ½ cucharadita de nuez moscada molida
- ¼ de cucharadita de sal marina fina
- ¼ de cucharadita de pimienta negra

Instrucciones:

1. Precalentar el horno a 400, y sacar una bandeja para hornear. Forrarla con papel de aluminio antes de ponerla a un lado.
2. Sacar un tazón y mezclar el aceite de oliva y la raíz de apio, extendiéndolo en la bandeja del horno.
3. Asar durante veinte minutos. Deberá estar ligeramente caramelizada y tierna y volver a colocarla en el tazón.
4. Añadir la miel y la nuez moscada antes de aplastar con un puré de patatas, sazonar con sal y pimienta antes de servir.

Nutrición: Calorías: 136 Proteína: 4 Gramos Grasa: 3 Gramos Carbohidratos: 26 Gramos

48. Arroz Salvaje al Hinojo

Tiempo de Preparación: 5 minutos

Tiempo de Cocción: 25 Minutos

Porciones: 6

Ingredientes:

- 1 cucharada de perejil fresco y picado
- 2 tazas de arroz salvaje cocido
- 1 taza de hinojo picado
- 1 cucharada de aceite de oliva
- ½ taza de cebolla dulce picada
- ½ pimiento rojo, picado fino
- ¼ de cucharadita de sal marina, fina
- ¼ de cucharadita de pimienta negra

Instrucciones:

1. Sacar una sartén y ponerla a fuego medio-alto. Calentar el aceite de oliva y añadir la cebolla, el pimiento rojo y el hinojo. Saltear durante seis minutos. Debe quedar tierno.

2. Revolver el arroz salvaje y cocinarlo durante cinco minutos, y luego añadir el perejil; sazonar con sal y pimienta antes de servirlo caliente.

Nutrición: Calorías: 222 Proteína: 8 Gramos Grasa: 3 Gramos Carbohidratos: 43 Gramos

49. Brócoli a la Parmesana

Tiempo de Preparación: 3 minutos

Tiempo de Cocción: 20 Minutos

Porciones: 4

Ingredientes:

- 2 cucharaditas de ajo picado
- 2 cucharadas de aceite de oliva + más para engrasar la bandeja de hornear
- 2 cabezas de brócoli, cortadas en floretes
- 1 limón, pelado y exprimido
- ½ taza de queso parmesano rallado
- Sal marina al gusto

Instrucciones:

1. Precalentar el en 400F, y luego sacar una bandeja para hornear. Engrasar con aceite de oliva antes de tirar a un lado.
2. Sacar un tazón grande y mezclar el brócoli con el ajo, la ralladura de limón, el jugo de limón, el aceite de oliva y la sal marina. Esparcir esta mezcla en la bandeja para hornear. Asegurarse de que está en una sola capa, y luego espolvorear con queso parmesano.
3. Hornear durante diez minutos. El brócoli debe estar tierno y servirlo caliente.

Nutrición: Calorías: 154 Proteína: 9 Gramos Grasa: 11 Gramos Carbohidratos: 10 Gramos

50. Mezcla de Coles de Bruselas y Ruibarbo

Tiempo de Preparación: 5 minutos

Tiempo de Cocción: 20 minutos

Porciones: 4

Ingredientes:

- 500 gramos de coles de Bruselas, recortadas y cortadas por la mitad
- 250 gramosde ruibarbo, cortado en rodajas
- 2 cucharadas de aceite de aguacate
- Jugo de 1 limón
- Una pizca de sal y pimienta negra
- 1 cucharada de cebollino picado
- 1 cucharadita de pasta de chile

Instrucciones:

1. En una sartén que se adapte a la freidora de aire, mezclar los brotes con el ruibarbo y los demás ingredientes, revolver, poner la sartén en la freidora y cocinar a 390 grados F durante 20 minutos.
2. Repartir en los platos y servir como guarnición.

Nutrición: Calorías 200, Grasa 9, Fibra 2, Carbohidratos 6, Proteína 9

Capítulo 9. Salsas y Marinados

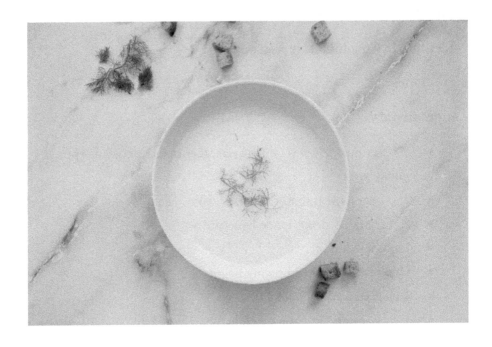

Salsa de Pizza Mediterránea en Olla Instantánea

Tiempo de Preparación: 10 minutos

Tiempo de Cocción: 35 minutos

Porciones: 8

Ingredientes:

- Paquete de 500 gramos de queso crema

- 500 gramos de queso Monterey Jack, rallado

- 1 taza de tomates cherry, picados

- 3/4 taza de filete de jamón deshuesado, picado

- 1/2 aceitunas negras en rodajas

- 1/2 taza de corazones de alcachofa marinados, picados

- 200 gramos de queso feta desmenuzado

- 3 dientes de ajo machacados

- 1/2 cucharada de albahaca fresca picada

- 1 cucharadita de condimento italiano

Instrucciones:

1. Combinar en un tazón el queso crema, Monterey Jack, los tomates cherry, el filete de jamón, las aceitunas, los corazones de alcachofa, el queso feta, el ajo, la albahaca y el condimento italiano y mezclar bien. Verter en una bandeja de cristal para

hornear redonda y cubrir con papel aluminio. Asegurarse de que la bandeja cabe dentro de la olla instantánea.

2. Añadir 1 taza de agua. Colocar una trébede metálica en el interior y colocar la bandeja de hornear encima. Tapar y cocinar.

3. Liberar la presión mediante la liberación rápida. Desbloquear y retirar la tapa con cuidado. Revolver y servir.

Nutrición:

- Calorías: 285

- Proteínas: 14.1 g

- Grasa Total: 23.9 g

- Carbohidratos: 4.3 g

Salsa Marinara con Tomates Frescos en Olla Instantánea

Tiempo de Preparación: 10 minutos

Tiempo de Cocción: 35 minutos

Porciones: Frascos de 500 gramos

Ingredientes:

- 500 gramos de tomates, cortados en cubos

- 1 cebolla grande, cortada en cubos

- 8 dientes de ajo picados

- 1 cucharada de albahaca seca

- 1 cucharada de orégano seco

- 1 zanahoria en cubos

- 2 cucharadas de albahaca fresca picada

- 2 cucharadas de perejil fresco picado

- 120 gramos de caldo de verduras

- 2 cucharada de aceite de oliva

- Sal al gusto

Instrucciones:

1. Calentar la olla y añadir el aceite de oliva para calentarlo. Añadir el ajo y cocinarlo, luego añadir las hierbas secas y las cebollas.

Saltear durante un par de minutos hasta percibir el olor de los ajos.

2. Añadir los tomates, las zanahorias, las hierbas frescas y el caldo.

3. Cerrar la tapa y sellar la válvula de ventilación. Cocinar a alta presión durante 15 minutos.

4. Mezclar todos los ingredientes y procesar hasta conseguir la consistencia deseada. Ya está listo para servir.

Nutrición:

- Calorías: 65

- Proteínas: 1.8 g

- Grasa Total: 1.9 g

- Carbohidratos: 10 g

Curry de Garbanzos en Olla Instantánea

Tiempo de Preparación: 10 minutos

Tiempo de Cocción: 11 horas

Porciones: 15

Ingredientes:

- 1 taza de garbanzos secos

- 1 cucharada de aceite de oliva

- 1 cucharada de semillas de comino

- 1 cucharada de jengibre machacado

- 4 dientes de ajo, triturados

- 1 cebolla picada

- 2 chiles verdes sin semillas

- 2 tomates romanos, finamente picados

- 1 cucharadita de sal

- 1 cucharada de cilantro en polvo

- 1 cucharada de garam masala

- 1 cucharadita de comino en polvo

- 1/4 cucharadita de cayena

- 1 cucharadita de chile rojo en polvo

- 1/2 cucharadita de hinojo en polvo

- 2 tazas de agua

Instrucciones:

1. En primer lugar, enjuagar y remojar los garbanzos toda la noche en 4 tazas de agua. Colarlos y enjuagarlos bien.

2. Colocar la olla instantánea en el modo de saltear y añadir las semillas de comino después de 30 segundos. Cuando el comino empiece a chisporrotear, añadir las cebollas, el ajo y el jengibre, los chiles verdes, el tomate y saltear durante un minuto.

3. Añadir las especias, los garbanzos y el agua. Cerrar la tapa, ajustar el sellado y cocer a presión durante 35 minutos en el modo de frijoles.

4. Cuando el proceso se haya completado, liberar la presión de forma natural durante 10 minutos y, a continuación, liberar rápidamente el resto de la presión. Abrir la tapa y retirar el contenido. Machacar algunos frijoles para que el curry quede más cremoso. Se puede adornar con comino en polvo y exprimir un poco de jugo de limón fresco. Ya está listo para servir.

Nutrición:

- Calorías: 205
- Proteínas: 9 g
- Grasa Total: 6 g
- Carbohidratos: 31 g

Salsa de Chile Dulce en Olla Instantánea

Tiempo de Preparación: 10 minutos

Tiempo de Cocción: 35 minutos

Porciones: 16

Ingredientes:

- 2 pimientos largos frescos, cortados por la mitad

- 2 dientes de ajo pelados

- Jengibre pelado de 1 pulgada

- 1/2 taza de agua

- 1/2 taza de vinagre de sidra de manzana

- 1/2 taza de miel ligera

- Sal al gusto

Instrucciones:

1. Introducir los chiles, el ajo y el jengibre en un procesador de alimentos y procesar hasta que estén finamente picados.

2. Presionar el botón de saltear en la olla instantánea y dejar que se caliente, agregar la mezcla de chile, el agua, el vinagre y la miel, y mezclar bien.

3. Cocinar y revolver ocasionalmente hasta que la salsa esté a su gusto durante 15-20 minutos.

4. Añadir sal al gusto.

5. Pasar la salsa a un frasco.

Nutrición:

- Calorías: 37

- Proteínas: 0.2 g

- Grasa Total: 0

- Carbohidratos: 9.6 g

Conclusión

La Dieta Mediterránea es una forma que ha demostrado mejorar la salud del corazón, disminuir el riesgo de la enfermedad de Alzheimer y la enfermedad de Parkinson, reducir la grasa corporal e incluso prevenir la diabetes. A lo largo de las décadas, los investigadores han analizado lo que distingue a esta dieta de otras dietas populares como la Atkins o la Paleo y creen que se reduce al énfasis en los cereales integrales sobre los refinados; fuentes de grasa de origen vegetal como el aceite de oliva sobre la grasa animal; un consumo abundante de verduras; una amplia variedad de frutas y frutos secos. Además, ¡un poco de vino tinto! Este libro es una exploración para las personas que están interesadas en mejorar su salud o reducir su peso. Al cambiar a una Dieta Mediterránea, comerás más verduras, cereales integrales, pescado, frutos secos y aceite de oliva (por encima de la mantequilla), todo ello mientras reduces tu consumo de azúcar y alimentos procesados. Este libro te proporcionará lo necesario para preparar fácilmente tus propias comidas con ingredientes que te harán sentir satisfecho y con energía. En este libro leerás sobre los distintos grupos de alimentos que componen la Dieta Mediterránea, así como un montón de sabrosas recetas para el desayuno, la comida y la cena. Estas comidas están diseñadas para personas que pueden estar ocupadas o sin acceso a una cocina completa. Hay recetas diseñadas para servir a dos personas, aunque algunas podrían alimentar fácilmente a tres personas si se sirven como porciones del tamaño de un aperitivo. Este libro está diseñado tanto para el principiante como para el cocinero avanzado. Las recetas se han desglosado en sencillos pasos con abundantes fotos para que nunca te quedes con la duda de "¿Qué hago ahora?". Si eres un cocinero experimentado, encontrarás las recetas muy manejables. Los cocineros avanzados también pueden utilizar este libro como punto de partida para crear sus propios platos con ingredientes y sabores de todo el Mediterráneo.

La dieta mediterránea es una forma de alimentación basada en las plantas que hace hincapié en el consumo de frutas, verduras, cereales integrales, legumbres, frutos secos y semillas. El principio rector de la dieta mediterránea es comer productos locales de temporada. En algunos países, esto significa comer comidas que varían dependiendo de si se está situado en un clima árido o en una exuberante selva tropical. Sin embargo, la mayoría de las veces significa comer en función de lo que se cultiva durante todo el año en la zona. Por esta razón, la dieta mediterránea se considera estacional, ya que hay ciertas frutas y verduras que se encuentran en determinadas estaciones.

Los principios básicos de la dieta mediterránea son comer muchos alimentos integrales en su forma natural y llevar un estilo de vida activo. La dieta también es conocida por permitir cantidades moderadas de vino. Tal y como está diseñada la dieta, se pueden tomar dos vasos de vino con la comida y la cena diariamente. Ahora puedes pensar que esto no suena muy estricto, pero ten en cuenta que el estadounidense medio consume más de 3 copas al día y que ha habido un aumento del 60% en el consumo de alcohol desde 2005 (Fuente: National Institute on Alcohol Abuse and Alcoholism).

La dieta mediterránea fue diseñada originalmente por Ancel Keys en la década de 1960 como una forma de prevenir las enfermedades del corazón, la presión arterial alta y los accidentes cerebrovasculares. Keys viajó por todo el mundo para recopilar datos sobre diversas poblaciones con diferentes patrones dietéticos y estilos de vida. Después de analizar los datos, Keys identificó 5 países que tenían una incidencia significativamente menor de enfermedades cardíacas: Grecia, Italia,

España, Yugoslavia y los Países Bajos. Llamó a este estilo de alimentación "Dieta Mediterránea" por su ubicación geográfica en el Mar Mediterráneo.

En las décadas siguientes se comprobó que las personas que seguían estas dietas no sólo tenían menos enfermedades cardíacas e hipertensión, sino también menos obesidad, diabetes y cáncer. Con estos conocimientos, ahora podemos examinar en qué consiste esta dieta.

Lightning Source UK Ltd.
Milton Keynes UK
UKHW022036280521
384576UK00002B/260

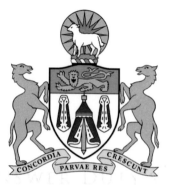

MERCHANT TAYLORS' SCHOOLS

For Boys and Girls
aged 4 to 18 years

*On the occasion of The Centenary
of Merchant Taylors' Schools'
Combined Cadet Force (1915-2015)*

Headmaster : Mr D Cook
Headmistress : Mrs L Robinson